LA MÉDECINE
ET
L'ART MILITAIRE,
MIS EN PARALLÉLE
PAR LEUR IMPORTANCE
ET
PAR LEUR DIGNITÉ.

DIALOGUE recréatif, original, instructif, & comique, opposé aux critiques de Médecine des Molière, Montaigne, Pétrarque & J. J. Rousseau, enrichi de Notes utiles, rares & curieuses.

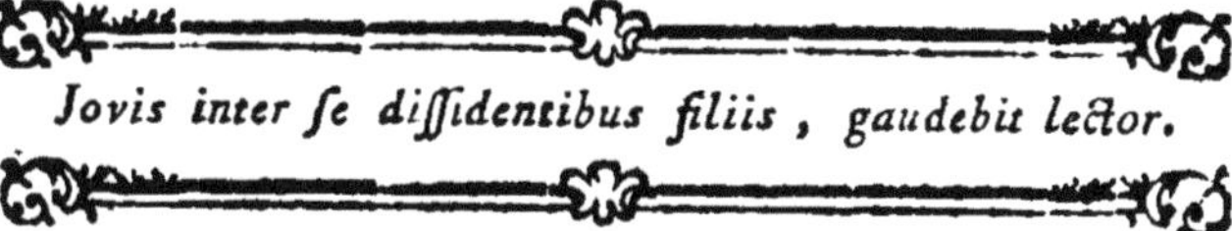

Jovis inter se dissidentibus filiis, gaudebit lector.

Par M. le Chevalier SENTOTHSED.

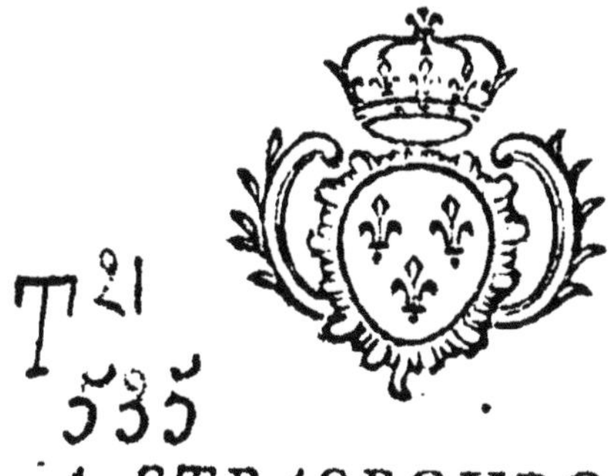

A STRASBOURG, 1775.

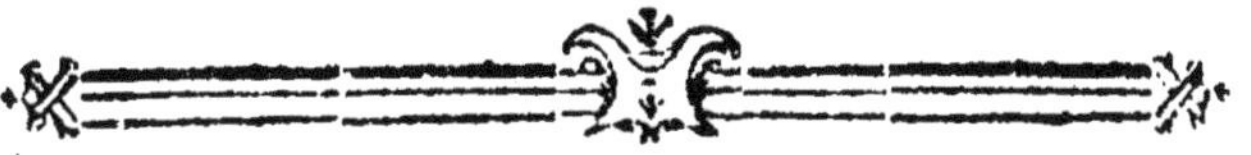

BUT DE L'AUTEUR.

SOUTENIR la dignité du Médecin par un parallèle ſuivi avec l'Officier, citoyen généreux, vraie colonne de la Patrie, fonder les principes de la Médecine ſur la baſe inébranlable de la Phyſique & de l'Obſervation, pour en démontrer toute la certitude & en étendre le juſte crédit, répondre aux Zoïles de la ſociété qui ſe mêlent de critiquer cette Science ſans connoiſſance de cauſe, en ſapper l'empiriſme pour la préſenter dans ſon vrai jour, en aſſigner la fin, en produire les fruits, en étaler les honneurs & les illuſtres prérogatives, en développer toutes les difficultés, indiquer les moyens de les vaincre, tel eſt l'objet de ce Dialogue. „ Ce genre d'écrire, „ dit un *Hiſtorien* célèbre, eſt „ d'une extrême difficulté, parce

» que ſans parler de la variété » des caractères qui doivent ſe » ſoutenir par-tout également, » & ne jamais ſe démentir, il » faut réunir deux choſes qui pa- » roiſſent preſque incompatibles; » l'air ſimple & naturel d'entre- » tiens familiers avec le ſtyle noble » d'une converſation de gens d'eſ- » prit, ce qui en fait toute la diffi- » culté & en conſtitue le mérite.

Cet Ouvrage n'eſt qu'un précis des converſations que l'Auteur eût avec M. le Chevalier D.... M. ancien Capitaine au Régiment de Belh... actuellement Major de Place au M. D. pendant leur ſéjour à Francfort-ſur-Mein après l'affaire de Soweſt, où cet Officier fut bleſſé au bras d'un boulet de Canon, étant à la tête de ſa Compagnie. Ceux qui peuvent avoir connu cet Officier reconnoîtront à ſes ingénieuſes reparties ce brave Militaire, ſubtil, ſavant, aimable, & homme d'eſprit.

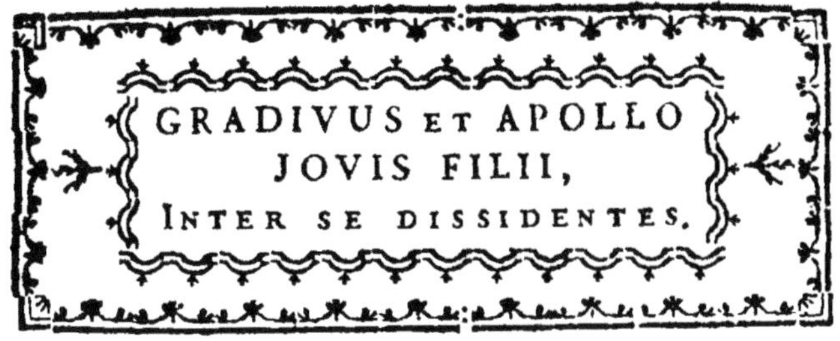

PREMIER DIALOGUE.

Un Officier & un Médecin.

L'OFFICIER.

BON jour Docteur mon ami, que faites vous dans ce jardin? (*a*)

LE MÉDECIN.

J'y cultive des Plantes.

L'OFFICIER.

On n'abandonne point ses malades.

(*a*) Léonard Fouchs, Professeur d'Anatomie à Tubinge, mort en 1565, renouvella en Europe l'étude de la Botanique. Charles Linnæus, Docteur en Médecine, Professeur de Botanique à Upsal en Suede, divisa les Plantes en genres, en classes & en espèces. Les différentes parties qui servent à la fructification forment la règle de ses divisions. Tournefort comptoit 673 genres de Plantes, qui comprennent sous eux 8846 espèces, soit de terre, soit de mer, connues jusqu'à lui.

LE M.

Je n'ai pas ſu que vous le ſuſſiez.

L'OF.

La migraine m'a tourmenté toute la nuit, n'y ſauriez-vous pas quelque remède ?

LE M.

Peut-être en trouverions-nous d'efficaces ; remontons à la ſource du mal ; caractériſons-en la nature ; vous trouvâtes hier inſupportable que mon Bonnet & mon Rabat fuſſent meſurés avec votre Caſque & votre Hauſſe-Col. Voilà la cauſe de votre migraine.

L'OF.

Mars, le Dieu des combats, il eſt vrai, ne doit point meſurer ſa taille où ſes habits avec le piquant Eſculape, (*a*) le père de vos Médecins.

(*a*) Eſcul·pe fut adoré à Epidaure ſous la figure d'un Serpent, animal qui ne pique point ſans danger. Il eſt l'emblême de la prudence du Médecin.

LE M.

Vous avez raiſon, Mars le Dieu de la guerre, dont l'origine eſt incertaine, ne doit pas être meſuré avec Apollon, (*a*) fils de Jupiter, père d'Eſculape & de la Médecine ; mais ſi ce guerrier eſt fils légitime de Jupiter, j'avoue notre parenté & nous pouvons nous meſurer.

L'OF.

Monſieur connoît parfaitement la Théogonie (*b*) je ne croyois pas qu'Apollon fut le père de la Médecine, ni d'avoir un couſin Médecin, comment vous portez-vous ?

LE M.

Il n'eſt pas queſtion de ma ſanté ; c'eſt la vôtre qu'il faut rétablir.

L'OF.

De quel nom baptiſez-vous le mal dont vous prétendez me traiter.

(*a*) Ici le Médecin apprend à l'Officier, qu'Apollon père des Muſes, l'eſt auſſi de la Médecine, dont l'invention étoit ſeulement attribuée à Eſculape, fils d'Apollon.

(*b*) Ce terme exprime la généalogie des Dieux.

LE M.

On le nomme *Manie Militaire*, ce qui en caractériſe la nature, eſt un délire préſomptueux dans lequel les malades ſe croyent les ſeuls appuis de l'Etat, & qui dans leurs accès pétulants s'en prennent à leurs bienfaicteurs & méconnoiſſent leur Médecin; le matin, le calme ſe rappelle, ils le nomment leur ami.

L'OF.

Ma confiance en vous ne ſauroit m'avoir fait changer de ſentiment, je vous ſoutiendrai toute la vie la prééminence de l'Officier, il eſt le plus reſpectable membre de la ſociété, les petits tremblent à ſon aſpect; il eſt chéri des Grands, il eſt aimé des belles, & il porte par-tout l'honneur & la juſtice au bout de ſon épée.

LE M.

En avouant la rémiſſion de votre maladie, je n'ai nullement prétendu vous inſinuer une exemption de retour, elle eſt fort ſujette à des redoublemens périodiques difficiles à déraciner, vû leur ſiége dans l'opinion.

L'O F.

Vous voulez que je ſois malade, attaquez donc le mal ſans choquer l'opinion, ſi vous ſouhaitez ne point échouer dans la cure.

Le M.

C'eſt ici le point de la difficulté pour un ſujet indocile au régime.

L'O F.

Quel eſt ce régime Médecin d'opinion?

Le M.

C'eſt l'abſtinence de toute eſpèce de vaine gloire, la privation des ſaillies facetieuſes, & à leur place, l'uſage de la modération, même d'un peu d'amour-propre, ſi le cas le requiert, pourvû qu'il ne paroiſſe point. (*a*)

L'O F.

S'il paroît, c'eſt avec droit, puiſque

(*a*) Siccius dentatus tribun Romain, âgé de 58 ans, avoit porté 40 ans les armes, s'étoit trouvé dans 121 batailles, avoit paſſé par tous les grades militaires, gagné 25 Couronnes, dont 14 civiques, 3 murales, huit d'or, reçu 45 bleſſures. *Il lui eut été permis de ſe vanter.* Hiſtoire Romaine de Laurent Echard, tom. 1 pag. 256.

notre dignité ſe prouve par les ſervices éclatans que nous rendons à l'Etat, ainſi que par les titres honorifiques & les diſtinctions dont on nous à décorés dans tous les temps chez tous les peuples policés. Oſeriez-vous bien M. le Docteur, mettre en parallèle nos ſervices avec les vôtres ? faire mention de quelques prérogatives illuſtres qu'on vous ait accordées? *Médecin guèriſez vous-même.*

LE M.

Votre défi ne m'atterre point ; nos ſervices peuvent-être comparez avec les vôtres ſans témérité ; vous ne craignez point en cela vous compromettre, ni moi me ravaler.

L'OF.

Je conſens volontiers à leur parallèle, pourvû que vous n'y verſiez pas d'acide.(*a*)

LE M.

Mes diſcours ont de l'acidité, je

(*a*) Comme l'action des acides modère celle des Alkalis, le Médecin entend auſſi pouvoir émouſſer par ſes réponſes les traits lancés contre ſon art.

l'avoue, mais les vôtres exalent un Alkali volatil, d'une odeur désagréable, l'Acide seul peut les tempérer.

L'O F.

Pour faire usage de votre ministère, il faut nécessairement supposer un désordre dans la nature, soit par des fermentations au-dedans qui font vos maladies internes, soit par des désordres au-dehors qui sont les bosses & les ulcères. (*a*) Cette souveraine jouit-elle de ses droits ? Il n'est plus de maladies, qu'est alors M. le Médecin, un être inutile dans la société; & pour le dire, en un mot, un animal bipede.

L E M.

Les guerres, les séditions, les émeutes, sont les désordres qui peuvent arriver à la société, soit au dedans soit au-dehors, il faut nécessairement en supposer pour vous y croire propres

(*a*) C'est toujours avec raison que l'Officier n'a voulu distinguer ce qui ressort directement de la Médecine, puisqu'à la rigueur, les plus profondes connoissances en Chirurgie appartiennent au Médecin; d'ailleurs cette distinction eut été peu son fait.

à quelque chose. L'Etat est tranquille ou la paix arrive, il n'est plus d'ennemis, de mutins ou de séditieux; qu'est alors M. l'Officier, un être inutile, bon, tout au plus, à parer en poupée du sénégal la porte d'un Caffé, d'un Billard, ou d'une Comédie.

L'O F.

Je conviens parfaitement du rapport qu'ont entr'eux nos services respectifs en plusieurs points: les uns & les autres supposent des troubles ou des dérangemens; mais l'importance des miens est d'une toute autre nature; nous renfermons les séditieux, nous les assujettissons à leur maître légitime, nous sacrifions nos biens, nos vies, pour le salut de la Nation; nous repoussons au-dehors avec intrépidité les ennemis de l'Etat; nous prêtons main-forte à la Justice (*a*) au-dedans contre les ennemis de la société, & par tous ces bons offices, l'Agriculture, le Commerce, la sûreté publique, les Sciences & les

(*a*) Thémis est armée d'un glaive, comme d'une balance pour montrer que la force doit être inséparable de la justice, ni Mars, ni Bellone ne doivent rien faire sans la consulter.

Arts régnent paiſiblement dans ſon ſein; nous ſommes par-là même les plus fermes appuis du Trône & de la Patrie.

LE M.

Une criſe ſalutaire, caractériſée par le récit de vos faſtes, me prouve parfaitement la diſſipation de votre délire, cependant je crains la rechute; pour la parer avec ſûreté, il conviendroit avaler par pluſieurs repriſes l'argument diſcuſſif qui ſuit ſous la forme de *Bolus*.

Argument attenuant diſcuſſif.

L'Etat ne ſe ſert de vous que comme de machines; mais il laiſſe à la Médecine le pouvoir abſolu de les remonter lorſqu'elles ſe dérangent; or, l'Ouvrier eſt toujours ſupérieur à l'ouvrage de quelle nature qu'on le diſe être.

L'OF.

Nous ſommes dans l'Etat de ces maîtreſſes roues, qui prêtent leur action à beaucoup d'autres, auxquelles l'on accorde cependant un peu de part aux affaires qui s'y paſſent; quant à vous, Meſſieurs les Docteurs, votre Médecine n'eſt regardée à l'Armée que comme partie auxiliaire, toujours très-étrangère à nos exploits. La priſe d'une Ville, une Bataille gagnée, couronnent ſans doute de laurier le conquérant ou le vainqueur ; mais peuvent-ils être dus à la bravoure, à la ſagacité de quelque Médecin ? (*a*)

LE M.

N'examinons point ici, ſi ſaccager une Ville, brûler des Villages, tuer des hommes de propos délibéré, eſt toujours le plus juſte, le plus glorieux. Le Prince vous commande, vous devez obéir : ma conceſſion n'infirme en rien notre gloire, je vous démontrerai, qu'à vous ſuppoſer même les colonnes de la Patrie, nous contribuons aux plus grands exploits de la Nation.

Le Général eſt-il malade ou bleſſé ? votre Conſeil de Guerre ſuſpend tout ; l'ennemi le ſait, avance, l'Armée eſt en déſordre, la Bataille eſt perdue. Le Général eſt-il guéri ? L'ennemi fait

---

(*a*) Machaon & Podalire, fils d'Eſculape, ne ſe ſignalerent pas moins dans la priſe de Troye, qu'en l'exercice de la Médecine. Celſe a écrit avec autant d'éloquence que de dignité de l'art Militaire & de la Médecine.

retraite, notre Armée pourſuit, attaque, la Bataille eſt gagnée : dans le principe, à qui eſt due la victoire ? Aux talents du Médecin.

L'O F.

Suppoſons le Général guéri ſans invoquer le Médecin, à quels exploits aura contribué ſon miniſtère ? Dame Nature ſera remerciée à ſa place.

L E M.

Mais ſi l'ennemi s'entre-tue par une terreur panique ou qu'il prenne la fuite, M. l'Officier qui ſe ſera rendu le maître du champ de bataille, ne doit point s'arroger non plus, la gloire de la victoire ; dame fortune ſeule doit être remerciée à ſa place, voilà votre objection rétorquée.

L'O F.

Voir l'ennemi s'entre-tuer, n'eſt pas un fait ordinaire, (*a*) ni même naturel ; mais il l'eſt que des malades guériſſent ſans Médecin ; répondez.

(*a*) Pour prouver que l'ennemi s'entre-tue quelquefois ſoi-même, il ſeroit inutile de citer la défaite des Gabaonites par Gedeon, ni le trait frappant rapporté par Joſeph, livre 5, ouvrez l'Hiſtoire de chaque Nation, il eſt rare qu'on n'en voit pas quelques exemples.

LE M.

S'il vous étoit en quelque ſorte naturel de tuer des hommes, vous auriez raiſon ; convenons donc auſſi, qu'il n'eſt ni moins naturel, ni moins ordinaire à l'humanité travaillée dans un Antagoniſte de la Médecine, de réclamer hautement les ſecouts du Médecin, bien que ſon miniſtère ne ſoit pas d'une conſtante efficacité, & qu'il n'ait pas même été appellé... Cependant quelqu'un me demande, peut-être moins malade que vous. A demain au même lieu.

SECOND DIALOGUE.

L'OFFICIER.

BON jour M. le Médecin. La digreſſion vous entraînoit hier hors de ligne, quoiqu'il ſemble que vous ayez meſuré vos réponſes à l'Equerre & au Compas. Où diable avez-vous laiſſé votre parallèle ?

LE MÉDECIN.

Il n'eſt pas loin d'ici. La peſte ravage-t-elle nos Provinces ? (*a*) C'eſt un fléau non moins redoutable que la guerre, convenez-en, quels Officiers ſont commandés pour la combattre ? des Médecins, des Chirurgiens.

L'OFFICIER.

Soit. La dériſion pourroit ajouter des

(*a*) Acron d'Agrigente en Sicile, arrêta la peſte d'Athènes au commencement de la guerre du Peloponneſe, en multipliant des feux autour de la Ville. Voyez Eloi, Dictionnaire de la Médecine au mot *Acron*.

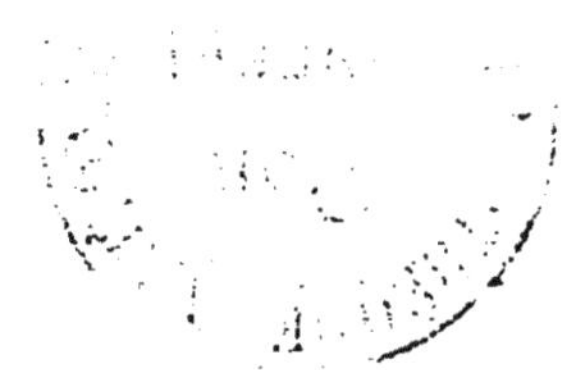

Ap... des C... des Infirmiers, des M...

Le M.

De grace, ne confondez pas les Apothicaires & les Commis (*a*) avec ce beau monde. Vous pourriez peut-être éprouver leur ressentiment; ignorez-vous que la plaisanterie pourroit renchérir sur la nécessité du nombre, en plaçant aussi dans les Hôpitaux Militaires, des Sentinelles pour garder la Marmitte, des Caporaux pour donner la consigne, des Sergens pour recevoir l'ordre, & enfin des Officiers pour y veiller; cependant malgré votre vigilance les Commis y feront toujours des *passe-par-tout*; leur mot du guet est le *Tour du baton;* mais dans la peste, les Médecins, les Chirurgiens, y sont les seuls assaillans actifs & directs que le Roi y envoie pour vaincre cette formidable ennemie, qui pour être invisible, n'en atterre pas moins la fermeté la plus intrépide.

(*a*) Les Apothicaires doivent autant, ce semble, précéder les Commis que la santé est préférable à la finance.

L'O F.

Point de *Te Deum* : quand cette ennemie attaque, les troupes ſont commandées pour y former des lignes, couper les communications, proſcrire les marchandiſes, arrêter l'Etranger, & par-là même empêcher un commerce qui propageroit par-tout la contagion ; nous voilà donc encore les arcs-boutans de la Patrie.

L E M.

J'en conviens : mais ces brillans ſervices, de quelque utilité qu'ils ſoient, n'ont d'autre prix dans cette guerre, que la valeur des nôtres à l'Armée ; ce ſont des moyens auxiliaires, parties acceſſoires fort étrangères au combat ; le fléau ſe laiſſe-t-il vaincre par de ſages oppoſitions ? Les Lauriers, les Trophées ne ſont que pour nous : c'eſt dans la peſte auſſi où notre vie eſt ſacrifiée au ſalut de la Nation, comme la vôtre l'eſt dans la guerre ; avouez donc notre parité de ſervices en tout point.

L'O F.

Belle oppoſition ; l'intérêt fut toujours votre mobile ; nos ſervices n'ont rien de vil, ni de mercenaire ; Plutus ſeul motive les vôtres ; c'eſt l'Or avec le Plomb comparés !

LE M. *avec ironie.*

Il eſt vrai, l'eſpoir des honneurs, du gain ou des récomponſes, n'ont jamais été dans aucuns de vos plus braves guerriers, l'appas des plus grands traits de valeur.

L'OF.

Notre généroſité ſe prouve aſſez par la conſtance de nos refus à accepter des récompenſes.

LE M.

Les Fabrice, les Hequet & les Abulhuſen (*a*) avoient eu auſſi cette délicateſſe entre nos Médecins. (*a*).

(*a*) Voyez les vies des Médecins illuſtres, par Éloi.

(*b*) La Loi interdit aux Médecins la faculté de recevoir des legs teſtamentaires, crainte que le public trop reconnoiſſant n'enrichiſſe ſes bienfaicteurs ! quelle frivole précaution !

L'O F.

Vous avez beau dire, les honneurs déférés à notre uniforme paroiſſent trop bien fondés pour croire qu'ils puiſſent recevoir quelqu'atteinte de qui que ce ſoit : nous communiquons avec les Grands, nous avons des Croix, des Cordons, des penſions, des titres honorifiques, en un mot mille marques de ſupériorité décernés à notre rang, auſſi bien qu'à tous ceux de nous qui les méritent, ſoit par leur valeur ou par l'antiquité de leurs ſervices, quand même nous les refuſerions toujours : mais voit-on de telles choſes parmi vous ?

L E M.

L'affection nerveuſe vous aveugle ; oppoſons à ce mal un collire calmant.

*Collire calmant ou Anodin.**

J'applaudis aux hommages rendus à votre uniforme ; ſi comme l'Empereur

* Les Antiſpaſmodiques ſont des remèdes propres à calmer l'affection des nerfs, comme le délire, les affections hyſtériques, les vapeurs hypocondriaques, la manie, &c.

Trajan (*a*) vous le déchirez pour en envelopper les plaies des bleſſés ; mais notre robe n'en mérite pas moins. Chez les Perſes, les Mages étoient Médecins, ainſi que les Pontifes en Egypte ; en Grece, les Philoſophes Pithagore, Empedocle, Démocrite étoient Médecins ; dans les Indes, les Bragmanes ; en Gaule, les Druydes ; dans la Chine, les Mandarins ; Machaon, Athotis, Roi d'Egypte ; Meſué & Sabid, Rois des Arabes ; Sapor & Zigés, Rois des Médes, & Mithridate, Roi de Pont, exerçoient la Médecine, ſans parler ici de Ptolomée, Liſimachus, Attale, Trajan, Adrien, Gratien, Auguſte, Tibère, Veſpaſien, Tite, Juſtin Empereurs, ni des Papes Euſebe, Jean XXII, Paul II, Nicolas V, &c. Voilà la qualité des Perſonnages. (*b*)

L'O F.

La grandeur des Perſonnages que vous me citez eſt aſſez remarquable.

(*a*) Voyez l'Hiſtoire de Laurent Echard, au règne de Trajan, tom. 5, pag. 174.

(*b*) Voyez Chomel de la dignité de la Médecine & le Dictionnaire des illuſtres Médecins, par Eloi, au mot *Médecine*.

Souhaiteriez-vous me faire examiner celle des Médecins d'aujourd'hui ? Prêtez vos Microſcopes. (*a*)

LE M.

Les faſtes de la Médecine ancienne & moderne ne furent jamais inviſibles. Les Athéniens firent préſent à Hypocrate d'une couronne d'or ; (*b*) Artaxercés lui offrit des Villes entières qu'il refuſa ; Démocedes, Médecin du Roi Darius, mangeoit avec lui. (*c*) Il fut érigé à Muſa, Médecin de l'Empereur Auguſte, une Statue de marbre, placée à côté de celle d'Eſculape. Dans le ſeizième ſiècle, Veronne en fit de même à Fracaſtor. (*d*) La ville de Leyde fut illuminée à la convaleſcence de Boerhaave ſon Médecin. (*e*) Nancy fit battre pluſieurs médailles d'or aux Armes du célèbre Lapeyronnie (*f*) Chirur-

---

(*a*) Roger Bacon, Cordelier, inventa les Microſcopes.

(*b*) *Danielis Leclerc, hiſtoria Medicinæ.*

(*c*) Eloi, Dictionnaire de la Médecine.

(*d*) *Vide hieronimi Fracaſtorii veronenſis operum pars prior.*

(*e*) Voyez la vie de Boerhaave par M. Lamétrie.

(*f*) Voyez le premier Tome des Mémoires de l'Académie de Chirurgie, dans l'éloge de M. de Lapeyronnie.

gien du Roi, & fon Médecin confultant, qui fut fait Confeiller de S. M. reçut dix mille livres de penfion avec le cordon de S. Michel. Voilà des Thelefcopes.

L'OF.

Avez-vous tout dit ?

LE M.

Pas encore. Louis XV le *Bien-Aimé* a exalté fupérieurement l'une & l'autre Médecine par les illuftres prérogatives qu'il leur a accordées, & pour monument perdurable de fon augufte protection, il a fait préfent de fon Bufte à la Faculté de Médecine de Montpellier, & décoré de Fleurs de Lys l'Académie Royale de Chirurgie de Paris, que Louis XVI le *Bienfaifant* fait actuellement perfectionner. Mais que disje, le fujet eft trop riche, trop vafte, & le temps me manqueroit fi je continuois de battre la matière dans un fi beau champ. Adieu.

L'OF.

Où va Monfieur, fi je ne fuis trop curieux ?

LE M.

LE M.

Que vous importe ! un Médecin Etre inutile doit-il vous occuper ?

L'OF.

Leurs entretiens me ſont fort amuſans, lorſqu'il n'y a point de comédie.

LE M.

Les vôtres me valent un Opéra.

L'OF.

Finiſſez.

LE M.

En Allemagne les Médecins y ſont faits Comtes-Palatins après 20 ans de profeſſorat. En Angleterre on les eſtime Citoyens de la première conſidération. Dans l'Iſle de Goa, (*a*) les Médecins comme les Ambaſſadeurs, ont le privilège excluſif de ſe couvrir d'un Paraſol. De nos jours MM. de Senac, Bagard & Poiſſonnier, furent faits Conſeillers d'Etat

(*a*) Voyez *de la dignité de la Médecine* par Chomel, Médecin à Annonay, en Vivarais, imprimée à Lyon en 1669 par Antoine Galien.

en récompenſe de leur zèle & de leur mérite. Avec ce collire vous verrez plus clair.

L'O F.

Vous voudriez paſſer pour des premiers Ecuyers du Pape, avec tout le pompeux étalage de vos prérogatives. Voilà ce que je vois.

L E M.

Et vous pour ceux de Saint Louis, en affichant les vôtres ſur une boutonnière.

L'O F.

Tout votre relief ſe laiſſe abattre, quand on fixe un peu la nature de vos fonctions.

L E M.

Les vôtres vous font-elles toujours marcher ſur les Lys ou des Roſes ? Les canaux ou les foſſés d'une Ville aſſiégée, que vous faites quelquefois nettoyer par ordre du Général, en ſont-ils jonchés ? (*a*)

L'O F.

Midi ſonne, Cartel à deux heures ſur le pré le plus voiſin.

L E M.

Où il vous plaira.

(*a*) Nulles Roſes ſans épines.

TROISIEME DIALOGUE.

L'OFFICIER.

DEPUIS quand Monſieur eſt-il ici ?

LE MEDECIN.

Depuis deux heures.

L'OFFICIER.

Vous deviez vous y ennuyer ?

LE MEDECIN.

Point du tout Monſieur. Je m'occupois de l'examen des ſimples que la nature a ſemés dans ce climat.

L'OFFICIER.

Où logez-vous leurs principales vertus?

LE MEDECIN.

A la racine & dans le fruit & non aux feuilles, aux fleurs ou dans l'écorce, ainſi que le penſent avec vous les Dames de ce Pays.

L' O F.

N'offenſez pas les Dames ſi vous voulez en être aimé.

L E M.

N'en craignez rien; je ne veux point être l'ennemi de la fortune, non plus que vous, pour ne pas manier l'encenſoir auſſi adroitement. (*a*)

L' O F.

Au fait; où avons nous laiſſé la thèſe, ſujet de notre cartel.

L E M.

Dans les Lys & les Roſes qui naiſſent ſous vos pas aux foſſés de la Ville.

L' O F.

Je comprends. Notre travail n'eſt pas

(*a*) Tout Médecin qui n'aura pas ſu s'attirer les ſuffrages des Dames, fut-il un Eſculape, ne fera jamais rien. Mrs. les Officiers particulièrement inſtruits du prix de leurs bonnes graces, ſe piquent un peu plus de filer auprès d'Omphale, & ſans avoir tout-à-fait le mérite d'Hercule, ils en obtiennent les faveurs.

toujours agréable, mais les moyens qui conduiſent à une noble fin, ne peuvent jamais être vils ; rien de plus glorieux que de ſervir ſon Prince par tout où le devoir nous appelle : pourquoi donc vouloir me ramener aux fonctions de notre état les moins pratiquées, dans le pointilleux deſſein d'obſcurcir notre gloire, d'inſulter à notre valeur ? Si vous avez prétendu jouer la comédie, (*a*) la pièce doit être critiquée & l'Acteur ſifflé.

LE M.

Votre bravoure me prête ici des armes. Je ne ſuis point meurtrier, & la Médecine que vous agacez me crie, fais lui grace ; mais puiſque vous m'attaquez, j'en preſſerai la botte.

L'OF.

Pouſſez ferme.

LE M.

Les moyens qui conduiſent à une

(*a*) Depuis la mort de Molière, qui fit deſcendre du Théâtre de graves Médecins, Mrs. les Abbés, les Av... les Négot... même, comme les Militaires y montent tous les jours.

noble fin, ne ſauroient jamais être vils, j'en conviens, dès qu'ils ſont légitimes; eſt-il donc quelque fin plus noble & plus utile que la ſanté, laquelle met tout ſujet en état de ſervir ſon Prince! Pourquoi donc vouloir déprécier notre dignité par un rappel ſi peu judicieux des fonctions de notre Art? Comment nommez-vous cette botte?

L'O F.

Un petit coupé ſur pointe qui n'a fait qu'effleurer.

Le M.

Dites plutôt que vous avez été bleſſé d'une botte de nuit, en plein jour, & qu'il vous eſt impoſſible de renoncer à nos ſervices : voilà le ſang qui coule.

L'O F.

Qui? moi? implorer votre miniſtère? j'aimerois cent fois mieux être emporté d'une pomme de Mars (*a*) que de mourir entre vos mains.

(*a*) Une pomme de Mars peut emporter un Militaire ſans le faire mourir. On amena à l'Hôpital de Francfort, après la bataille de Bergen, un Hanovrien qui eut la face emportée d'un boulet depuis le goſier juſqu'aux orbites; il en guérit parfaitement.

LE M.

Ce ſouhait eſt digne de votre état ; mais votre crainte à notre égard me paroît injurieuſe. Craignez une ſeconde botte.

L'OF.

Je ne crains nullement. Les Médecins par-là ne font jamais mourir.

LE M.

Je fais hommage à la juſtice que vous me rendez. Vous pourriez même ajouter qu'entre nos mains on ne meurt d'aucune façon.

L'OF.

Continuez la guerre.

LE M.

Je m'en ſens encore le pouvoir : mais non... Paix, vous êtes membres de l'Etat, nous le ſommes auſſi ; l'Etat eſt un corps où tous les membres doivent s'entr'aider & ſe ſoutenir ; qu'il n'y ait donc plus de zizanie parmi nous.

L'OF.

Il ne ſe peut pas. Je ſuis trop ami de

l'humanité : tant que le Soleil éclairera vos ſuccès, que la terre couvrira vos fautes, on ſe fera toujours un devoir de vous chicanner : vos Auteurs ſe contrarient. Hypocrate dit *oui :* Galien *non.* Vos déciſions ſon ambigues : votre profeſſion pullule de Charlatans, mérite-t-elle d'être honorée ! Croyez-moi, dans le délire tant qu'il vous plaira, je ne changerai point d'opinion.

LE M.

Pendant l'accès qui vous travaille, vous ne penſerez pas différemment, je le ſai ; avec la priſe d'une Antithèſe ſédative, j'eſpère cependant ramener votre raiſon. Le ſel qu'elle contient préviendra tout dégoût. Buvez la d'un ſeul trait.

Antithèſe ſédative ou calmante.

Le Soleil, dites-vous, éclaire nos ſuccès, mais les ténèbres couvrent ſouvent vos actions. Si la terre peut cacher nos fautes, elle vomit les vôtres parce qu'elles ne tiennent en rien de l'humanité que vous dites aimer tant : nos Auteurs ſe contrarient ; votre Conſeil de Guerre eſt-il mieux d'accord ? Et tandis que l'un dit oui, l'autre ne dit-il jamais non ? Nos décisions sont ambigues, la prudence les dicte ; les vôtres sont tranchantes, incendiaires, c'est ce que vous aimez : notre profession n'est remplie que de Charlatans : votre corps doit-il être déprécié sous prétexte qu'il peut s'y trouver de faux braves, de perfides, de filoux ? Non, sans doute, l'indignation due à ces membres pourris ne doit nullement refluer sur les respectables membres de la Société, vu même que les Charlatans sont des reptiles qui fourmillent par-tout. On en trouve en effet, sur les comptoirs, sous la balance de Themis, à l'encensoir, sous le Casque, comme sous notre Bonnet.

L'O F.

Ah ! l'amertume m'étrangle, est-ce bientôt fini ?

L E M.

Courage, il n'en reste plus qu'une modique dose corrigible par une petite confession.

CONFESSION.

L'homme n'étant point infaillible,

nous pouvons faire quelquefois des légères fautes sans que le dessein prémédité y ait aucune part, ou qu'elles soient reversibles sur la Médecine.

L'O F.

Où est votre Carte Géographique, & quelle Boussole guide votre Art.

L e M.

Notre Carte Géographique (*a*) est l'Anatomie & la Physique : l'observation notre Boussole : voilà nos principes les plus épurés. Si nous les suivions bien, nos égaremens seroient rares : mais de tout temps l'erreur fut le partage de l'humanité, en quoi nous sommes déplorables ; notre fin, c'est la guérison ; pourroit-on s'en proposer de plus utile, de plus estimable !

(*a*) M. Anel, Chirurgien Major des Cuirassiers, dans son Traité de l'Art de sucer les Plaies sans se servir de la bouche, fait une allusion très-riche entre un Pilote qui a la conduite d'un Vaisseau, & un Médecin qui gouverne un malade, où les connoissances Cosmographiques & Anatomiques y sont comparées relativement à l'exercice des deux Etats, avec beaucoup de sagacité & de justesse.

L' O F.

Beaux ſentimens ! ils tiennent de l'héroïſme. Pluton doit vous en ſavoir gré.

L E M.

Non , ce Dieu doit plutôt en être fâché ; nous guériſſons nos ennemis même , & vous faites gloire de tuer les vôtres : par qui ſon Royaume eſt-il plus peuplé ? & qui de nous doit paſſer pour le plus humain & le plus généreux ?

L' O F.

Quelles armes portez-vous au ſervice du Prince pour faire parade de bravoure ?

L E M.

Le fer & le feu ſont nos inſtrumens communs, vous en uſez pour détruire l'humanité & nous pour la conſerver.

L' O F.

Où ſe portent vos ſervices pour l'Etat. En êtes-vous les Athlas ou les appuis de la Patrie ?

L E M.

Nos ſervices individuels s'étendent ſur

une multitude de ſujêts, les vôtres ſe trouvent reſſerrés dans un petit cercle : aucun de vos Hercules a-t-il plus tué d'ennemis de ſa main le jour d'une Bataille, qu'un de nos zélés enfans d'Eſculape n'en déroba à la Parque (*a*) dans une heure par la célérité & la ſageſſe de ſes ſecours ? Que le degré d'eſtime ſoit donc meſuré, non ſur le Thermomètre de l'opinion des hommes, mais par la nature & l'étendue de l'utilité, & chaque choſe rentrera dans l'ordre.

L'O F.

Tout rentre dans l'ordre lorſque vous faites rendre au corps humain ſes élémens à la nature, & l'aveu de vos égaremens tiré de la négligence d'obſervation de vos principes, ne ſauroit vous diſculper de l'homicide ; vous faites des erreurs, ou par ignorance ou par négligence, ce qui vous rend également condamnables.

L E M.

Avec de l'étude & de la prudence,

(*a*) Les Parques, filles de la nuit & de l'Enfer, filoient la vie des hommes. *Lucien*, *Ovide*.

on ne fait point de fautes dangereuſes : mais fuſſions-nous en effet des meurtriers, qui de nous le ſeroit le plus ; celui qui tue par devoir, ou celui qui ne tue que par accident ? Suppoſons nos mépriſes prétendues, auſſi certaines qu'elles ſont problématiques, l'aveu ingénu que nous en faiſons à l'exemple d'Hypocrate, n'a-t-il rien de grand ?

L'O F. *avec ironie.*

Vous ne ſerez jamais petits. (*a*)

LE M.

Notre aveu n'a jamais multiplié nos erreurs, ſi c'en eſt une de vous avoir rappellé à la vie, ou de vous la conſerver par nos conſeils.

L'O F.

Vous nous donnez drôlement la vie, puiſqu'avec votre diète vous nous faites crever de faim.

LE M.

La diète eſt néceſſaire, les principes de l'Art ne peuvent nous égarer.

(*a*) Par cette ironie, l'Officier veut faire entendre au Médecin qu'il peut faire de grandes fautes en ſuivant même les principes de l'Art.

L'O F.

Comment le prouvez-vous ?

L E M.

Notre Art eſt fondé ſur les loix de la Phyſique & de l'obſervation, comme ſur deux pivots inébranlables, mais nos jugemens ne ſauroient être également ſolides. Il faudroit pour cet effet, que toutes les pièces de la machine humaine nous fuſſent développées juſqu'aux moindres fibrilles, ſavoir le jeu commun & intrinſéque de chacune d'elles, la quantité & la qualité du fluide & le dégré de force néceſſaire à chaque individu pour ſe porter bien ; connoître à fond toutes les cauſes qui peuvent y apporter quelqu'altération ; s'embarquer par-là même dans l'océan immenſe de l'étude de tous les Etres qui peuvent bien ou mal influer ſur lui ; les conſidérer tous ſous les rapports divers du genre, de l'eſpèce, de l'âge, du climat, du ſexe, de l'éducation ou culture de leur intégrité ou de leur altération, voilà le champ de la Médecine, non moins vaſte ni moins glorieux que celui de Mars.

L'O F.

Voilà pourquoi notre fille eſt muette, (*a*) & pourquoi les difficultés de votre Médecine m'en font méfier.

L E M.

Ce n'eſt pas tout : un même mal ſe préſente ſous divers aſpects , & celui qui ſervit le mieux à en caractériſer la nature ſe dérobe ſouvent aux argus les plus perçans. En Médecine , il en eſt comme dans toutes les hautes Sciences , ſon ſujet eſt trop vaſte , trop compliqué pour qu'un ſeul homme , avec ſi peu de vie , puiſſe le poſſéder parfaitement , & ſon maître nous dit, *Ars longa*, *vita brevis*. Cependant avec le peu de lumières que nous avons ſur ce qui conſtitue la ſanté ou la maladie, nous pouvons ſouvent agir avec certitude , & de même que le Phyſicien n'eſt pas toujours ſpéculatif au degré d'évidence

---

(*a*) Par cette expreſſion imitée de Molière , l'Officier veut faire entendre au Médecin que ſes diſcours lui paroiſſent faſtueux autant qu'inintelligibles. Le Lecteur jugera s'il peut avoir raiſon.

lorſqu'il emploie l'eau, le feu ou l'air à ſes divers beſoins, dont cependant il ignore l'eſſence; de même il n'eſt pas toujours néceſſaire au Médecin de préluder la cure d'une maladie par une démonſtration Mathématique; il ſuffit qu'après avoir reconnu la nature & le ſiége du mal, il ſoit aſſuré des vertus, des remèdes que l'Analogie, l'Obſervation & la Phyſique lui ont fait connoître, ou qu'il les emploie lorſqu'il le jugera convenable.

L' O F.

C'eſt merveille ſi le malade pendant votre délibération ne vous ſouhaite pas le bon ſoir.

L E M.

La nature ne vous forma point immortels, & nos remèdes ne ſauroient vous donner cette perfection, puiſque le Caſque même, la Cuiraſſe ou le Bouclier, ne peuvent parer aux traits de l'ennemi qui vous tuera : mais le Médecin pour temporiſer n'en eſt pas cenſé criminel.

L' O F.

Comment l'excuſez-vous?

Le M.

Le Médecin dans le cas d'une maladie grave, d'un caractère inconnu doit apporter à sa découverte toutes les finesses d'un espion, & toute la sagacité d'un Général (*a*) qui sait vaincre son ennemi. A cet effet, il écoute attentivement si la nature sonne, bat la retraite ou le rappel; quand & par quelles routes le mal est entré en campagne dans le corps humain; quel en est le promoteur; si cet ennemi est quelque citoyen rebelle, ou s'il est étranger; s'il est encore en marche; s'il bat la charge ou s'il s'est arrêté; sur quels viscères ou sur quelles parties il pourroit faire feu; quelle est la nature des hostilités qu'il exerce contre les diverses fonctions de la machine humaine: s'il est plus prudent d'en hâter que d'en suspendre l'attaque; dans quels organes sa position pourroit le rendre plus redoutable; d'où il tire sa nourriture; quelles causes

---

(*a*) Un grand Médecin est dans le sens le plus précis, un esprit aussi élevé qu'un grand Général. Zimmerman, traité de l'expérience tom. 2, l. 5, p. 175, *& turba militum nisi adsit dux cordatus ac vigilans nulli est usui.* Eras.

auxiliaires peuvent l'y fortifier ; de quels ſymptômes il eſt eſcorté ou ſoutenu ; quelle eſt la forme la plus conſtante de ſes évolutions ; s'il fait halte ou s'il eſt décampé ou retranché dans quelque coin du corps qui faſſe une redoute ; quelles parties il peut avoir endommagé dans ſes diverſes incurſions ou pendant ſon ſéjour ; ſi ces dommages ſont réparables avant ou après la tentative de ſon expulſion ; dans quel temps & par quel côté le mal peut faire de nouvelles invaſions ; s'il couvre ſa manœuvre ; s'il la met au jour, ou s'il ne la laiſſe qu'entrevoir ; par quels ſtratagêmes il pourroit tromper l'eſpion ; & enfin par quelles armes ou par quels remèdes on peut le faire décamper ; le débuſquer, lui faire lever le ſiége ou l'expulſer entièrement du corps humain & le vaincre ſans trop de perte. Ce qui ne peut être reconnu qu'après un calcul exact de la force ennemie à celle des remèdes qu'on lui oppoſe, lequel doit être dreſſé ſur les diverſes échelles du genre, du degré des maladies, de la ſaiſon, du climat, de l'invétération du mal, de l'âge, du ſexe & des différentes conſtitutions.

L'O F.

Vous êtes au fait de la guerre allégorique ; mais pendant vos calculs & toutes vos recherches, la Nature cette bonne mère, entre les mains de qui vous abandonnerez vos malades les endormira ſans votre *opium*.

L E M.

Je ne donnerai lieu à aucun reproche. Mes reparties vous tiendront réveillé. A demain.

L'O F.

Bon ſoir.

L E M.

Adieu.

QUATRIEME DIALOGUE.

L'OFFICIER.

AH ah ! vous voilà Docteur, vous êtes levé matin !

LE MEDECIN.

Bon jour Guerrier, bon jour; pensez-vous être le seul diligent?

L'OFFICIER.

Je serois sur pied avant vous si certain rêve ne m'avoit accablé.

LE MEDECIN.

Qu'avez-vous donc songé ?

L'OFFICIER.

J'ai rêvé que la Physique avec l'observation sur lesquelles vous assites hier votre Médecine comme sur deux pivots inébranlables, étoient des girouettes qui tournoient d'une vîtesse inconcevable à tout vent de doctrine dans la tête de vos Médecins. Dans ce même inſtant, quelqu'un de vos confrères (*a*) s'efforçant d'arrêter ces girouettes, s'eſt écrié d'une voix caſſée, lamentable, mais fort intelligible : où diable trouverons-nous de point fixe ? A ces mots j'ai fait un tremblement & je me ſuis réveillé.

LE M.

J'excuſe un rêve qui eſt preſque toujours un menſonge, mais un effroi dans un guerrier ! je ne puis le ſupporter à moins qu'un coup de canon n'en eut été la cauſe.

L'OF.

Il eſt vrai, il n'eſt permis à perſonne de trembler qu'entre vos mains.

LE M.

Ne craignez point, les Médecins ne portent point de mouſtaches, non plus que vous qui les avez raſés.

(*a*) Le célèbre Boheraave voulut ramener la Médecine aux loix de l'Hydraulique, de la Statique & de la Méchanique, les modernes l'ont peu ſuivi.

L'O F.

Ils n'étoient point d'ordonnance.

L E M.

Vous pouvez ſecouer quelquefois de petites formalités qu'on ne pardonne point au ſoldat, j'en conviens.

L'O F.

Nous ne ſaurions auſſi pardonner les Ménécrates (*a*) qui ſe croient des dieux.

L E M.

Ménécrates étoit un grand Médecin.

L'O F.

C'étoit un fou qui oſoit ſe comparer à Philippe, Roi de Macédoine.

(*a*) Ménécrates, Médecin de Syracuſe, contemporain de Philippe, Roi de Macédoine, menoit en foule après ſoi tous ceux qu'il avoit guéri; il en faiſoit habiller un en Apollon, un en Eſculape & un autre en Hercule, &c. & lui prenoit la Couronne & le Sceptre de Jupiter; il couroit toute la Grèce en cet état avec ſa troupe divine. *Athenée.*

LE M.

A part ſa vanité, il raiſonnoit juſte dans ce parallèle, de Pitaval nous juſtifie ſur ce point.

L'OF.

La comparaiſon d'un Médecin avec un Roi eſt tout-à-fait choquante : ſi vous prenez cet auteur pour votre appui, il vous a fait tort.

LE M.

Il dit la vérité.

L'OF.

Dans quel chapitre.

LE M.

Ce n'eſt pas dans celui des Chapeaux, (*a*) liſez le premier tome des Cauſes Célèbres ; il n'eſt, dit-il, que trois ſortes de perſonnes que le Code Sacré commande expreſſément d'honorer.

(*a*) Alluſion ironique aux plaiſanteries de Molière.

Honorez votre père, c'eſt un précepte du Décalogue ; honorez le Roi, c'eſt une ordonnance apoſtolique ; honorez le Médecin, c'eſt à la tête du Chapitre XXXVIII de l'Eccléſiaſtique: » il faut honorer les Pères, parce qu'ils » ſont les auteurs de la vie. On doit » honorer les Rois, parce qu'ils en » ſont les conſervateurs. La vie a deux » ſortes d'ennemis ; les hommes, les » maladies. Les Rois la protégent contre » les hommes, & par les armes contre » les Etrangers, & par la juſtice entre » leurs Sujets ; les Médecins la défen- » dent contre les maladies, & par le fer » contre les plaies, & par les remèdes » contre les autres maux ; les remèdes » des Médecins ont ce rapport avec la » juſtice des Rois, que comme la juſ- » tice eſt néceſſaire pour remettre les » choſes dans l'égalité ; les remèdes » ſont néceſſaires pour rétablir l'égalité » dans les humeurs ; & la juſtice n'eſt » proprement que la ſanté de l'ame, » & la ſanté n'eſt préciſément que la » juſte proportion des qualités qui com- » poſent le tempérament du corps. » Le Médecin eſt un Magiſtrat naturel » qui exerce une juridiction intérieure » dans le corps humain, entre les

élémens

» élémens dont il est composé ; il ôte » aux uns les degrés qu'ils ont de trop, » il rend aux autres les degrés qui leur » manquent, en faisant ainsi justice » aux uns & aux autres, il entretient » parmi eux cette belle union qui fait » toute la douceur & le charme de la » vie. Il est des conditions plus écla- » tantes, plus pompeuses, plus esti- » mées que celle de Médecin ; il » n'en est point dans le vrai de plus » noble par la dignité de son sujet, » ni de plus nécessaire à l'Univers que » celle de Médecin ; il n'est ni condi- » tion, ni âge, ni sexe qui n'en ait » besoin, & ceux-là même qui dé- » clament contr'elle, changent bientôt » leurs invectives en éloges dès qu'ils » sont attaqués de la moindre indispo- » sition. « Eh bien, Monsieur, Ménécrates étoit-il insensé ? La Médecine est-elle nécessaire ?

L'O F.

Je la crois fort utile à Pluton.

L E M.

Lorsque ce Dieu distribuera des Couronnes, vous emporterez encore, je pense, la Palme & les Lauriers.

L'O F.

Nous les accepterions à juste titre, mais vous auriez honte de les porter?

Le M.

Au titre que vous entendez, nous en aurions horreur; mais point du tout, pourvu qu'Esculape, rémunérateur des protecteurs de la vie nous les présentât, & que Bellone ou Cypris, qui vous font leur cadeaux n'en fussent pas fâchées.

L'O F.

Bellone jalouse de nos droits, pourroit s'en courrousser, il est vrai, mais Cypris ne s'y opposeroit point, elle est votre nourricière depuis 1494; cependant je serois fâché de voir la vanité de votre Art ainsi méconnue, & que le fol Ménécrates qui osoit ravir l'encens du Roi Philippe, fut aussi couronné.

Le M.

Le levain d'une bile trop exaltée, aigrie dans l'estomac, vous empêche de goûter tout le mérite des vrais Médecins; pour l'entière évacuation de cette humeur avalez ſans dédain le purgatif cholagogue que je vous préſente.

PURGATIF CHOLAGOGUE. *

Ménécrates raiſonnoit juſte.

Un Roi, un Médecin ſont les deux bienfaicteurs de l'humanité, appliqués chacun dans leurs états reſpectifs à en éloigner les misères ; l'un en effet par le maintien de la juſtice & à l'aide d'une ſage politique, protége le Commerce, encourage les Sciences & les Arts, fait régner l'ordre, la paix & l'abondance parmi tout le peuple qui lui eſt ſujet ; l'autre en faiſant régner la diſpoſition harmonique des organes de chaque individu dont le concours fait le peuple, y maintient la ſanté & la vie, ſeules qualités indiſpenſables pour en goûter mieux tout le fruit ; l'un eſt donc le miniſtre de la ſanté ſans laquelle nul agrément ; l'autre eſt le diſpenſateur abſolu des biens que l'Arbitre Suprême

(*) Remède propre pour l'évacuation de la bile.

a confiés à ſon pouvoir ſans leſquels la ſanté devient un fardeau à qui il manque du néceſſaire ; & enfin par un trait prodigieuſement diſſemblant, l'un eſt le Sujet, & l'autre en eſt *le Roi.* (*a*)

L' O F.

Diable ! votre cholagogue eſt un vomitif. . . oq . . . oq.

L E M.

De l'eau tiéde.

L' O F.

Un verre de vin.

L E M.

Il vous fera mal.

L' O F.

Buvez-le.

(*a*) Galien eut la manie de ſe comparer à l'Empereur Trajan, ainſi que Ménécrates ſe comparoit à Philippe. Mais rien ne peut être comparé à Louis le Bien-Faiſant, ſi ce n'eſt la vertu traveſtie ſous la forme humaine.

LE M.

Je l'accepte.

L'OF.

Il eſt pétillant ; faites en cinq doſes.

LE M.

Autant qu'il vous plaira. Verſez.

L'OF.

Toutes vos circonlocutions. (1re. doſe.)

LE M.

Il eſt éventé.

L'OF.

Vos phraſes ampoulées. (2de. doſe.)

LE M.

Il eſt aigre.

L'OF.

Ne me ſauroient prouver la certitude de votre Art. (3e. doſe.)

LE M.

Il eſt au bas.

L' O F.

C'eſt la nature qui fait tous vos miracles. (4e. doſe.)

L E M.

Il n'eſt pas clair.

L' O F.

Vous ne faites que la déranger. (5e. doſe)

L E M.

Il m'étourdit, que je reprenne haleine.

L' O F.

Cela vous paſſera.

L E M.

Oui. Je reviens à la vie. Je continue à parler ; un vrai Médecin ne dérange point la nature, il ne la fait jamais plier à ſes opinions ; mais au contraire il aſſujettit ſes opinions aux obſervations de la nature, il en étudie l'harmonie & le jeu, les démarches ou les mouvemens, conſulte l'antiquité, lit les Auteurs modernes, fouille dans les entrailles des morts pour y trouver le ſalut des vivans. Il ne laiſſe enfin aucune recherche en arrière pour atteindre à ſon but. Sommes-nous donc ſi criminels ? Que l'équité nous juſtifie.

L'O F.

Point de quartier. C'eſt de la vie ou de la mort que vos opinions décident. Vos erreurs méritent le gibet.

L E M.

Ne pendons perſonne ; peut-être le mériteriez-vous plus que moi. Vos loix ſont poſitives, votre Code Militaire que vous pouvez avoir conſtruit n'eſt pas celui de la nature, & vos Commentaires ſe convertiſſent quelquefois en des loix dont vous auriez honte d'ignorer le vrai ſens ; mais un Médecin n'eſt point le Légiſlateur des fonctions de la machine humaine, quoiqu'il doive en avoir étudié les reſſorts & le jeu : il n'a pas même le pouvoir qu'auroit un Architecte de reconſtruire un édifice en raſſemblant ſes matériaux. Voilà ce qui vous condamne & ce qui nous abſout.

L' O F.

Vous êtes drôlement absous, puisqu'il vous est impossible de me faire reconnoître en aucun cas les prétendus bienfaits de votre Médecine : mais qu'au contraire vos erreurs meurtrières déposent contre vous.

LE M.

Impossible ! nullement. Un cordial donné dans la syncope, rappelle les sens à leur activité primitive ; la saignée est le spécifique de l'Apoplexie sanguine faite dès la première invasion : l'action d'un poison Alkali, est arrêtée par un acide donné dès le premier instant ; celle d'un acide par un Alkali ; la fiévre intermittente, essentielle, le Syphilis, (*a*) l'Hydrophobie, (*b*) le Tarantisme, (*c*) la Dyssenterie, ont trouvé des remèdes assurés dans le

(*a*) Syphilis. C'est le mal vénérien.
(*b*) L'Hydrophobie. C'est la rage.
(*c*) Le Tarantisme, une affection du genre nerveux, produite par la piqûre d'une Araignée d'Italie, qui ne guérit que par la Musique & par la Danse.

Kina, (*a*) le Mercure, la Musique, l'écorce helvetiene, (*b*) toutes les fois qu'un habile Médecin les prescrira.

L'O F.

Trouvez-moi donc cet habile Médecin.

L E M.

Il est inaccessible à la prévention. Imploreriez-vous à présent son ministère ?

L'O F.

Point du tout.

L E M.

La Médecine opérative a fait parler des muets par l'opération du Trépan.

L'O F.

Voilà les fastes de la Chirurgie.

(*a*) Le Kina fut apporté en France par le Cardinal de Lugo en 1650.

(*b*) Cette racine fut apportée en France en 1672. Louis Le-Grand donna 24000 liv. à Helvetius qui enseigna l'art d'en user en Médecine. Voyez M. Eloi, Dictionnaire de la Médecine *au mot Helvetius*.

LE M.

Elle a rappellé le bon ſens, illuminé des Aveugles par l'extraction de la Cataracte, rendu l'ouïe à des Sourds, fait marcher des Boiteux, aidé à la prononciation, réparé des difformités choquantes. Enfin la Médecine eſt préconiſée dans les Armées & le ſera toujours par-tout tant qu'il exiſtera un ſentiment de gratitude chez les mortels ; voilà ſa certitude prouvée. (*a*)

L'OF.

Parfaitement ! Les peuples de la grande Tartarie, (*b*) les Abiſſins, ceux de Maroc & de Tremiſſon, d'Alger & de Tunis, n'ont ni Médecins, ni Chirurgiens, ni Apothicaires. Cependant ils ſe portent fort bien ſans tous ces Meſſieurs là. A quoi ſeroit donc propre votre Médecine ?

(*a*) La Chirurgie eſt la ſeconde partie de la Médecine pratique; elle emprunte ſes principes de la Médecine interne.

(*b*) Voyez François Chomel de la dignité de la Médecine.

LE M.

M'apporter en témoignage plusieurs Nations barbares qui n'ont point de Médecins, c'est aussi m'apporter en preuve de la prétendue futilité des Loix l'exemple de plusieurs Nations sauvages qui n'ont ni Tribunal ni Magistrat & encore moins de *poudre à Canon*. Mais n'eussent-ils point de Médecins titrés, s'ils s'observent eux-mêmes, ne sont-ils pas dès-lors leurs propres Médecins ? Ce qui est démontrer malgré vous l'importance de la Médecine en excluant le Médecin. Adieu.

L'O F.

Monsieur me paroît fort pressé.

LE M.

Je dois me rendre ce soir à Strasbourg pour y décider de la vie ou de la mort d'un Capitaine malade depuis trois jours.

L'O F.

Et moi à Colmar où j'y souffrirai l'encensement fait à la Robe, dans les despotes de la vie, (a) comme votre Faculté l'est de la mort, ce me sera un quart d'heure bien triste.

LE M.

Il y a de l'encens pour tout le monde, ceux qui le reçoivent le méritent sans doute, il ne faut pas toujours avoir tué des hommes pour cela.

L'OF.

Quoi! ce Capitaine a-t-il insulté la Médecine?

LE M.

Non. Il lui rend ses hommages puisqu'il a fait appeller le Médecin.

(a) Les Membres du Conseil Supérieur de Colmar.

CINQUIÈME DIALOGUE.

L'OFFICIER.

VOUS voilà de retour Docteur.

LE MEDECIN.

Je craignois vous faire trop attendre ayant pensé que vous aviez fort à cœur de rendre quelque justice à l'importance de notre Art, & pour vous entendre je suis revenu.

L'OFFICIER.

Pour vous satisfaire, j'admettrai avec vous l'utilité de la Chirurgie de laquelle vous avez emprunté les fastes pour en orner la Médecine. Ses effets en sont frappans. On lui a rendu hommage dans tous les siècles, & un vrai Chirurgien me paroît aussi respectable que le Médecin me semble discrédité.

LE MEDECIN.

Si la Chirurgie est recommandable, c'est

pour avoir emprunté de la Médecine interne ſes principes fondamentaux : cette Science n'en eſt point appauvrie, pourquoi lui refuſeroit-on des titres honorifiques ? Réſervez-les du moins pour votre Chirurgien Major, à qui vous devez peut-être quelque reconnoiſſance.

L'OF.

Ils lui ſeroient légitimement dus, puiſqu'il réunit utilement au Doctorat le titre de Chirurgien. (*a*)

LE M.

Comment le prouvez-vous ?

L'OF.

De même qu'un Officier n'eſt pas eſtimé excellent Capitaine s'il n'eſt en même-temps brave Soldat.

(*a*) Charles Patin, Avocat au Parlement de Paris, Docteur en Médecine, célèbre Antiquaire qui à l'âge de 14 ans ſoutint ſur toute la Philoſophie des Thèſes Grecques où aſſiſterent 34 Evêques, nous a laiſſé un traité qui prouve qu'un bon Médecin doit être en même-temps Chirurgien.

LE M.

Vous avez raiſon, car ſi Alexandre, Céſar, Trajan, Charles XII, Henri IV & Frédéric n'euſſent été braves Soldats, jamais ils n'euſſent mérité le titre de grands Capitaines.

L'OF.

Très-grands Capitaines ! Un ſeul d'eux valoit dix mille fois plus que tous vos Médecins réunis en corps d'armée ſous les drapeaux d'Hypocrate.

LE M.

Mais vous oubliez qu'ils fuſſent des Rois, des Empereurs & non de petits Officiers.

L'OF.

J'avoue mon tort. Mais vous avouerez auſſi, qu'en me citant les Rois, les Empereurs, que vous dites avoir exercé votre Médecine, ce n'étoient point là de petits Médecins.

LE M.

Les Médecins, enfans d'Hypocrate,

(qui refuſa une Couronne d'Or du Roi Artaxerxès) pour n'être pas Monarques, ne ſont jamais petits ; vous devez par cette raiſon ſeule vous ſoumettre à leurs Ordonnances.

L'O F.

J'y conſens volontiers, à condition que ſi quelqu'un meurt entre leurs mains, ils ſoient pendus conformément au Code Egyptien.

Le M.

J'accepte la condition, pourvu que vous le ſoyez auſſi quand vous rejeterez leurs Ordonnances pour n'en faire qu'à votre tête ; c'eſt la Loi d'Attale, dernier Roi de Pergame, contre laquelle vous ne ſauriez regimber ſi elle étoit en vigueur.

L'O F.

Nous ſommes en France & non en Aſie ou en Egypte ; fulminez tant qu'il vous plaira, nous ne ſerons pendus ni l'un ni l'autre ; mais vous ſouffrirez du moins que je vous faſſe ſentir tout le danger de votre Médecine. Les Romains en étoient ſi perſuadés que le Sénat chaſſa les Médecins de la Capitale par l'entremise de Caton le Censeur, tout comme les Templiers, les Juifs & quelques autres (a) se sont, dit-on, fait expulser de France par leurs cabales & leur ambition.

LE M.

Tendez moi des piéges tant qu'il vous plaira, je vous proteste que je n'y trébucherai point. La corde est un peu délicate pour vouloir la toucher.

L'OF.

Elle tient ferme, vous pourriez même y marcher dessus sans aucune crainte.

LE M.

Je ne m'y fie point. Je saute sur celle de Caton que vous dites Censeur; mais s'il a fait chasser les Médecins, quelque accès de manie lui aura sans doute enlevé ce beau titre. La cabale & les guerres intestines dont il leur fit un crime, ne se glissent-elles point dans

---

(a) Sa Sainteté à l'exemple des Augustissimes Bourbons, jugea convenable la dissolution d'une société très-connue.

tous les corps ? Quelles disputes entre les fils de Mars de différens Régimens ! Quelles oppositions de maximes & de sentimens dans les divers conseils Politiques ! Quelle envie même & quel contraste entre les sujets d'un même Régiment, (a) d'une même Compagnie, l'épée en décide & la mort suit.

L' O F.

Vous êtes encore haïssable par vos discours amphibologiques, & lorsqu'on vous demande l'état d'un malade vous ne parlez jamais nettement. Pourquoi biaisez-vous je vous prie ?

L E M.

Pour repousser l'indiscrette curiosité des petits maîtres ou des bonnes femmes avec qui nous refusons nous compromettre ; mais la principale raison est, que nos décisions entrent pour beaucoup dans l'intérêt des familles, la prudence & la probité ne permettent pas toujours de dire évidemment tout

---

[a] Voyez le Journal Historique & Politique du 20 Août 1773.

ce qui eſt ſenti ou penſé ; le public plus équitable que M. l'Officier, nous rend preſque toujours juſtice ſur ce point. Voilà la raiſon de l'amphibologie.

L'O F.

Je crois que vous m'inſultez. En garde ; parez cette botte. Votre gravité magiſtrale affublée d'une vaſte perruque, choque tout le monde. Pourquoi faire le tartufe ? Vous voilà bleſſé.

L E M.

La gravité eſt de l'eſſence du Médecin & non la perruque, encore moins la queue ou la catogan : la fatuité ne fut jamais ſon partage ; mais le Magiſtrat même, n'eſt pas toujours ſérieux, puiſqu'il a eu des priſes avec votre corps. (*a*) Si vous m'avez bleſſé, me voilà guéri.

(*a*) Les Officiers volontaires d'Hainault, en garniſon à Privat, jaloux du bon accueil que les Dames de cette Ville faiſoient aux enfans de Themis, prirent des griefs contr'eux ſur l'incompétence prétendue de leur autorité immédiate à veiller à la ſûreté des priſonniers non-jugés ; la Cour impoſa ſilence aux deux parties, leur démêlé n'eut aucune ſuite.

L'O F.

Je déteste encore vos mélanges bizarres de médicamens, ce sont des tripotages qui ne me plaisent pas.

L E M.

J'improuve tout comme vous un mélange informe de remèdes, souvent destructeur trop efficace de leurs qualités. Je préfère par cette raison les remèdes simples : il est cependant des cas où le mélange doit être compliqué, pour répondre à la complication du mal, il faut que les ingrédiens ne soient point altérés par la mixtion, ni leurs qualités primitives détruites. Comment le savoir sans la Chymie ? Voilà l'oracle que nous consultons.

L'O F.

Fort bien ! La politique, notre oracle, nous a aussi montré l'art de faire compatir ensemble un bon Soldat avec un méchant, & même pour doubler nos forces dans l'attaque, nous faisons quelquefois venir du renfort, mais vos chiffres hiéroglyphiques ou plutôt magiques vous font mépriſer. Eſt-ce qu'Apollon le Dieu des Muſes ne doit pas luire pour tous ?

LE M.

Point du tout ; car ſi le ſanctuaire de la Médecine eſt ouvert à tout le monde, les homicides ou les ſuïcides ſeront multipliés par ceux qui ayant impunément pillé les armes de notre Arſenal, n'auront point acquis l'adreſſe de les manier ; par cette raiſon, je ne ſaurois aſſez blâmer ces Médecins patelins, revêtus de fauſſes entrailles d'humanité, qui par leurs livres de pratique, ſtylés en langue vulgaire, oſent impitoyablement vendre aux Libraires la vie, la ſanté des Citoyens. (*a*) En ce ſens on pourroit dire avec Hypocrate : *l'expérience eſt dangereuſe.*

L'OF.

Ceux que vous dénigrez ſi fort, ont rendu les plus grands ſervices à l'humanité, en nous diſpenſant de vos ſecours.

(*a*) Exceptons-en l'Auteur de l'avis au peuple ſur ſa ſanté.

LE M.

Très-grands ſervices ! Ils vous ont préſenté des lunettes pour vous faire voir de plus près la Médecine ; mais vous ont-ils prêté leurs yeux ſans leſquels Apollon n'eſt plus viſible ?

L'OF.

Apollon étoit un menteur. (*a*) Imitez ce Dieu, Platon vous en accorde la liberté.

LE M.

Si Platon accorde aux Médecins la licence de mentir, c'eſt parce qu'ils mentent rarement ou toujours à propos ; mais cette prérogative eſt refuſée à MM. les Militaires crainte qu'ils en abuſent.

L'OF.

Un mauvais Lutteur ſe fit Médecin : courage, lui dit Diogènes, tu mettras à cette heure en terre ceux qui t'y ont mis autrefois.

[*a*] Eſſais de Morale par Michel Montaigne. ancienne édition, art. Médecine.

LE M.

Le mauvais Lutteur qui ſe fit Médecin pour jouir de ce funeſte avantage me paroît avoir dû manquer ſon projet : le but de la Médecine n'eſt pas de coucher par terre ; mais d'en faire relever.

L'OF.

On demanda à un Lacédémonien qui l'avoit fait vivre ſi long-temps, il repartit, l'ignorance de la Médecine.

LE M.

Ce fou m'auroit paru ſenſé, s'il eut répondu l'ignorance de la maladie ou de l'Art Militaire.

L'OF.

Le corps humain eſt-il tranſparant pour y découvrir le genre d'affection du foie, du poulmon, du cerveau, pour y appliquer enſuite les remèdes convenables ? & même le pouvez-vous? C'eſt ici le cas de dire que le *méchant tombe entre vos mains.*

LE M.

Nos principes, je l'avoue, ne ſont pas auſſi clairs que ceux des Mathématiques, (*a*) s'il eſt vrai que l'erreur ne puiſſe jamais ſe gliſſer dans vos opérations Militaires. Pour être mieux aſſuré de la juſteſſe de nos déciſions, je nie cependant qu'il faille admettre la néceſſité de la tranſparence du corps humain, ainſi que vous ſemblez l'inſinuer. L'Aſtronome n'eſt pas tenu de loger dans le Soleil ou dans la Lune pour en prédire les éclipſes avec préciſion, ou en connoître l'étendue & les mouvemens; de même, il n'eſt pas néceſſaire au Médecin de loger dans le corps humain pour connoître mieux le ſiége & le genre de maladie qui l'affecte. On y voit quelquefois au travers des pores du crane, quoiqu'aſſez opaques, une manie critique ſiégeante dans le cerveau, injurieuſe à la Médecine, & qui ſe rit du Médecin. Je ne déſire point

(*a*) On convient de la certitude des principes de Mathématique, mais on peut en diſputer quelquefois la juſteſſe de l'application.

l'ouverture

l'ouverture de votre cadavre pour me confirmer un jour cette opinion ; ce ſpectacle me ſeroit trop ſenſible pour un malade ſi eſtimable, & que j'aurois prétendu guérir ; Adieu.

L'O F.

A demain.

Le M.

A ce ſoir.

L'O F.

Soit : vers les cinq heures trouvez-vous ſur la Place d'Armes.

Le M.

Oui : vis-à-vis l'Univerſité.

SIXIEME DIALOGUE.

L'OFFICIER.

MONSIEUR eſt homme de parole.

LE MÉDECIN.

Monſieur eſt auſſi homme d'honneur.

L'OFFICIER.

Oui l'honneur fut toujours notre partage, notre ſeul but, ſouvent auſſi notre unique récompenſe.

LE MÉDECIN.

Tout cela eſt poſſible, mais prétendez-vous quelqu'excluſion ?

L'OFFICIER.

Sans doute tant que vous n'aurez jamais de principes fixes & que j'appercevrai dans vos plus illuſtres Médecins une diverſité d'opinions & de ſentimens qui les diviſent au préjudice de l'humanité.

LE M.

Les Médecins ne ſont pas plus à l'abri des guerres inteſtines ni de la diverſité d'opinions que les Théologiens, (*a*) les Avocats & les Officiers qui varient & ſe contrarient auſſi chaque jour : mais citez moi, s'il vous plaît, que parmi les Médecins il y ait eu quelques diſſentions.

L'OF.

Exorbitantes ! Ici Herophile l'écorcheur loge la cauſe originelle des maladies dans les humeurs ; là Eraſiſtrate l'entêté dans le ſang artériel. Aſclépiade votre orateur dans les Atômes introduits par les pores ; Alkeméon, le brocanteur des ames dans l'inertie des ſolides ; Diocle votre phœnix dans l'inéquilibre des élémens, Hypocrate, votre Demi-Dieu dans les eſprits : le ſyſtême de celui-ci eſt combattu par Cryſippe ; Eraſiſtrate combat celui-ci : bref, votre Médecine fut abattue &

(*a*) Les guerres théologiques du dernier ſiècle ne ſont pas plus ignorées que les querelles du Barreau.

reproduite successivement de siècle en siècle jusqu'à nous : par Hérophile, Arcagatus, Asclépiades, Themison, Musa, Vexieus, Valens, Thesalus, Crinas de Marseille, Charinus, Paracelce, Fioraventi, Hofman, & enfin Boerhaave, qui le premier s'avisa de l'habiller de la Physique, des Méchaniques & de l'Anatomie, pour sans doute en mieux cacher tout le vide ou la vanité. Voilà des Docteurs qui règlent chacun leur pratique sur des principes différens, même opposés, que la nature sage brave également.

LE M.

Voilà bien de l'érudition pour un Militaire, où diable avez-vous appris tout cela.

L'OF.

Ce n'est pas dans votre école.

LE M.

Cela est possible ; amis de nos confrères, nous cachons aux étrangers, autant qu'il est en nous, les dissensions du corps toujours inséparables des différentes manières de voir les objets les plus intéressans & les moins acceſſibles. Mais on vous y auroit cependant enſeigné en forme de digreſſion, le contraſte qui règne auſſi dans le Militaire ſur la cauſe originelle des guerres ; l'un la fait provenir de l'infraction du droit des gens, l'autre d'une exceſſive population qui ne peut plus être régie. En un mot, l'un l'admet dans l'inéquilibre de force des états, l'autre la fait éclore de l'ambition & de l'intérêt nationnal. Voilà des Meſſieurs qui règlent chacun leurs opérations de guerre ſur des opinions différentes, & qui au premier ſignal que Bellonne leur donne, partent en Athletes ſoi-diſant pour le ſoutien de l'Etat ; mais que la raiſon ſage gloſe également, ils marchent ſur l'ennemi. Dieu préſerve ! c'eſt ici le cas de dire avec le Roi Hébreu, qu'il vaut mieux être affligés de la peſte que de tomber entre vos mains.

L'OF.

Vous avez raiſon d'opiner pour la peſte, elle nous feroit mourir, au lieu qu'elle vous fait vivre. Qu'auroient été ſans ſes ravages vos plus fameux Inoculateurs T... & T... qui oſerent la souffler dans ceux qui n'en auroient peut-être jamais été atteints?

LE M.

La petite vérole & ses inoculateurs ont été pleinement justifiés, & ils sont fort étrangers à notre sujet; convenez que la peste n'épargne personne.

L'OF.

Elle vous favorise même dans vos systêmes erronés.

LE M.

Notre pratique n'admet aucun systême : elle n'écoute que l'observation.

L'OF.

Si vous n'admettez que l'observation, pourquoi tant de diversités d'opinions & de méthodes?

LE M.

Le contraste entre plusieurs Médecins ne dit rien contre l'unanimité du sentiment de tout le corps; on sait d'ailleurs que les cas qui paroissent les mêmes au vulgaire, présentent ſouvent aux vrais Médecins des différences infinies.

L'O F.

Ces différences ſont ſans doute bien palpables pour excuſer tout ce contraſte ; l'un préconiſe la ſaignée, l'autre ne veut que la purgation ; l'un emploi les bains froids, l'autre les chauds ; celui-ci laiſſe ſes malades crêver de faim, l'autre les étouffe par des alimens : en Italie on reſte dans le lit après la priſe des eaux, en France on vous ordonne la promenade ; (*a*) en Egypte on vous bouche les pores, en France vous les décraſſez ; vous dites que les poudres échauffent ; en Allemagne elles rafraîchiſſent ; en Europe on emmaillotte les enfans ; en Amérique on les laiſſe nuds, &c..... Une pratique ſi contradictoire peut-elle vous attirer la confiance d'un homme un peu ſenſé ! Je vous diſpenſe de réponſe, ou qu'elle ſoit en deux mots.

(*a*) Exceptez-en certaines Provinces méridionales de France où le beau ſexe pour ſa ſanté avale parfaitement le remède ſans l'ordonnance du Médecin.

LE M.

Je ne puis me diſpenſer de répondre, ni le faire en deux mots, une repartie conciſe ne vous diroit point que la diverſité du traitement des maladies tire ſa raiſon du ſiècle, du climat, de l'âge, du tempérament, du genre de vie, du ſexe, de la ſaiſon, de la profeſſion, des paſſions de l'ame, &c. &c.

L'OF.

Vos généralités ne diſent rien ſi vous n'étayez point les motifs de la diverſité de votre pratique ſur des principes plus ſolides, plus clairs & plus topiques.

LE M.

Il ne ſeroit pas difficile : en Egypte l'on penſe bien de ſe faire boucher les pores par des onctions huileuſes ; une tranſpiration exceſſive feroit du corps le plus gras bientôt un ſquelette ; en Italie le bain y eſt pris froid pour tempérer par là l'extrême chaleur qu'on ſouffre ſous ce climat, & on y reſte dans le lit pour en tranſpirer mieux ;

la boiſſon dans ce pays brûlant y ſeroit peut-être arrêtée tout-à-coup vers la peau par une trop grande effluance de perſpiration que le mouvement muſculaire ſuſciteroit ; en France on y tient une route oppoſée, par une raiſon contraire, mais auſſi bien fondée ; en Allemagne les poudres y paſſent pour moins échauffantes, parce que le pays eſt froid ; que l'habitude d'en prendre chez certains Allemands eſt une ſeconde nature, & qu'après tout, il eſt des poudres de diverſes eſpèces. Dans l'Amérique méridionale les enfans y ſont élevés nuds parce que cette région eſt exceſſivement chaude, & que l'enfance eſt l'âge le moins éloigné du pouvoir de la nature pour faire contracter des habitudes ſalutaires. Voilà, Monſieur, une partie des raiſons d'une pratique ſenſée que vous avez blâmée ſans la connoître.

L'O F.

L'art de ſe battre ne fut pas ſi variable, je ne crois pas du moins que vous uſiez de recrimination ſur ce point. Voilà ce qui me ſatisfait.

LE M.

Il s'en faut de beaucoup qu'il ait été uniforme dans tous les temps & chez toutes les Nations : mais peut-être direz-vous que peu importe qu'on ait varié sur la pratique funeste d'un Art, dont l'objet prochain est toujours la mort pour la victoire.

L'OF.

Il m'importeroit fort d'apprendre les divers procédés que le génie martial employa pour nous rendre redoutables. Mais je ne crois pas, à part quelques instrumens qui n'étoient pas encore inventés, qu'on ait beaucoup rafiné dans l'art d'expédier ses ennemis.

LE M.

Dix heures frappent, l'air nous indisposeroit. Bon soir, à demain dans le Caffé de cette Place.

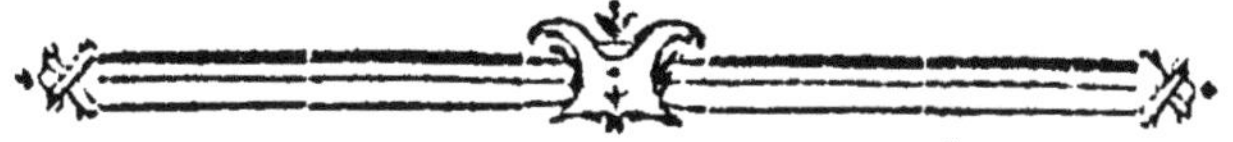

SEPTIEME DIALOGUE.

L'OFFICIER.

EH bien! Monſieur ? me prouverez-vous qu'on ait beaucoup rafiné dans l'art de ſe battre ?

LE MEDECIN.

Sans doute ; vous attaquez l'ennemi tantôt par la tête, en flanc ou par la queue ; là en Egypte les troupes y furent diviſées en douze bataillons quarrés, ayant cent hommes de front & autant de profondeur ; ici les Perſes l'arrangeoient ſur vingt-quatre de hauteur ; là le Thébain ſur cinquante hommes, les Romains plaçoient l'Infanterie ſeulement ſur trois lignes ainſi que vous le faites aujourd'hui. Peut-on être plus girouette ?

L'OFFICIER.

Nos procédés n'ont pû être uniformes. Ils dépendent des circonſtances qui varient à l'infini & qui exigent par conſéquent une manœuvre différente.

LE M.

Votre réponſe me ſemble auſſi juſtifier la prétendue vanité de nos diverſes méthodes.

L'OF.

J'en conviens ſi vous me démontrés qu'on ait autant varié ſur la forme de nos inſtrumens de guerre que vous ſur celle de vos remèdes.

LE M.

Il ne ſeroit pas difficile. Dès la première antiquité on dût d'abord ſe faire la guerre à tire cheveux, à coups de poing ou de pieds; on s'arma enſuite d'une machoire d'Ane, puis à coups de batons, de pierres, de fléches, de lances, de piques, auxquelles ſuccéda l'épée que Saül, Roi des Juifs, porta le premier; dans les ſiècles ſubſéquens on eut pour armes défenſives & offenſives, la Fronde, la Catapulte, (*a*) la Baliſte, (*b*) le Javelot, le Caſque, la Cuiraſſe, le Bouclier, & par la ſuite du temps, mais fort tard, on inventa le Fuſil, le Canon, (*c*) le Mortier & toute la batterie infernale, tandis que d'autres peuples, moins ambitieux, moins tapageurs, moins civiliſés, mais auſſi braves, ſe contentoient de vider leurs diſputes par les armes & les défenſes qne la nature poſa au bout du poignet. Voilà l'abrégé hiſtorique des variations de l'Art Militaire, non moins étendu que celui de la Médecine.

(*a*) Machine de guerre propre à lancer des traits, des fléches, des pierres, &c.

(*b*) Machine propre à lancer ces mêmes traits avec beaucoup plus de violence que le Catapulte. Veget. lib. 4, cap. 22. Ces ſortes de machines reſſembloient aſſez aux Arbaletres. Rollin tom. 11, pag. 511.

(*c*) La poudre à canon fut découverte à Cologne en 1330 par Berthold Schwaz, dit Conſtantin Angklizen, originaire de Fridbourg en Allemagne. D'autres font honneur de cette découverte à Roger Bacon, Cordelier Anglais, prodige de ſcience, né en 1214 à Ilcheſter, mort à Oxfort le 11 Juin 1292.

L'O F.

La diverſité des moyens que nous avons employé dans divers temps, fait l'éloge de notre ſagacité ; mais la diverſité de vos méthodes & de vos opinions ne fait que votre honte, ſi même elle ne vous ôte point la confiance du Public à très-juſte titre.

Le M.

Le coup que vous avez prétendu porter à la Médecine, a déjà été paré par l'expoſé des motifs de diverſes méthodes du traitement des maladies ; attendriez-vous quelqu'autre réponſe ?

L'O F.

Oui. J'attends que vous me confeſſiez tout bonnement l'incertitude de votre Art, ſans plus prétendre juſtifier votre Médecine.

Le M.

Oui. Je vous avoue que la diverſité de la doctrine des anciens Médecins qui ont placé la cauſe originelle des maladies dans différentes ſubſtances, prouve très-bien aujourd'hui l'impoſſibilité de ramener tous les maux qui affligent l'humanité à une ſeule cauſe.

L'O F.

Mais la diſſention vous eſt propre, puiſqu'on ne voit guères les grands hommes qui ont embraſſé d'autres ſciences ſe chicaner mutuellement.

L E M.

Si vous ne faites pas attention aux querelles de ceux qui ne ſont point Médecins, c'eſt une preuve de l'importance & de l'intérêt que la Médecine vous préſente. La diſſention & les diſputes ſe trouvent cependant preſque dans tous les états, chez le Philoſophe, le Moraliſte, le Métaphyſicien, &c. Ici les Atômes épicuriens opérent tout; là c'eſt le vide; ici la lumière Cartéſienne ſe déploie en tourbillon, la Neutonniène ne marche qu'en ligne droite, plus loin l'auſtère Zenon place le ſouverain bien dans la vertu ; là Diogène le cynique le fait ſiéger dans la craſſe, &c.

L'O F.

Où le loge M. le Médecin ?

L E M.

Dans l'art de guérir le Militaire.

L'O F.

Et moi dans celui de gloſer les Médecins.

L E M.

Epicure le dit être au plaiſir.

L'O F.

C'eſt là mon ſentiment.

L E M.

Platon dans la vérité, & c'eſt là le mien.

L'O F.

Continuez.

LE M.

Le Métaphyſicien, l'Anatomiſte varient auſſi beaucoup ſur le ſiége de l'ame. (*a*) Démocrite, Thalés, Dicearque, l'admettent parmi les élémens ; Pythagore dans un nombre harmonique, Moyſe dans le ſang, Hypocrate dans les humeurs, Deſcartes dans la glande pinéale, Lapeyronnie dans le corps calleux, les modernes dans l'origine des nerfs.

L'OF.

Mais les erreurs de tous ces grands hommes ne tuerent perſonne.

LE M.

Il eſt vrai qu'elles ne vous ont

(*a*) Un Anatomiſte moderne pour combattre un peu trop topiquement la Métaphyſique du ſiége de l'ame, n'auroit pas fait ſans doute publier dans la Gazette comme un fait inoui, ainſi qu'il inſinue, la naiſſance d'un enfant vivant ſans cerveau & ſans cervelet, s'il eut lu les écrits des célèbres Wepfer, Lecat, Bonnet & beaucoup d'autres qui ne peuvent être içi rapportés.

point encore empoiſonné , & que les prétendues erreurs des Médecins vous laiſſent vivre.

L'O F.

Je ne crains que les vôtres.

L E M.

Vous avez tort ; la Médecine ne vous a point empêché de naître, & toute la ſcience des Médecins ne ſauroit vous rendre immortels ; vous leur devez cependant des hommages comme aux conſervateurs & aux bienfaicteurs de l'humanité, & une Loi divine vous impoſe même la néceſſité de les honorer ; mais ſi vous les inſultez, craignez d'être peut-être bientôt forcé d'implorer leur miniſtère. Quelle palinodie !

L'O F.

Je vous la ferai chanter.

L E M.

Faites.

L'O F.

Dans le moment.

LE M.

Quand il vous plaira.

L'OF.

Quand il vous plaira auſſi. Prenez une taſſe de Caffé pour vous animer le courage.

LE M.

Fumez cette Pipe. (*a*)

L'OF.

Le Caffé vous a-t-il fait du bien?

LE M.

Je ſuis tout diſpoſé.

(*a*) Le Tabac fut apporté par les Eſpagnols du Jacotan en 1520. Les jeunes gens apprirent de Raphelingen Anglois, à ſon retour de la Virginie en Angleterre, l'uſage de fumer du Tabac.

Ici le Médecin gliſſe ſubtilement un grain *d'Opium* dans la Pipe de M. l'Officier, qui lui abat toute ſa fierté.

L' O F.

Votre Pipe m'a fait mal; je ne ſai quel diable vous y avez mis, je ne puis m'empêcher de dormir.

L E M.

Jettez vous ſur le lit, cela vous paſſera en attendant que je prenne un peu l'air ſi vous voulez bien le permettre.

L' O F.

Vous êtes bien poli, je ferai un petit ſommeil.

L E M.

Votre indiſpoſition n'aura aucune ſuite pourvu que vous ne ſoyez pas toujours dans les Caffés & que vous reſpiriez quelquefois l'air champêtre.

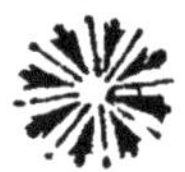

HUITIÈME DIALOGUE.

LE MEDECIN.

On m'a dit que vous aviez été fort incommodé. Je ſuis cependant venu exprès vous voir ſans m'être fait prier. Qu'eſt-ce qui vous affecte ?

L'OFFICIER.

Je me ſens tout briſé, un aſſoupiſſement extraordinaire m'accable ; en outre, un rêve des plus ſinguliers m'a beaucoup fatigué.

LE MEDECIN.

Qu'avez-vous donc rêvé ?

L'OFFICIER.

Qu'un Médecin de mes amis un peu guoguenard, m'avoit tenu tête pendant quatre ou cinq jours par un Dialogue ridicule, ſoutenu d'un ton fort impérieux. Enfin j'ai cru l'avoir percé de deux ou trois coups d'épée, je me ſuis éveillé extrêmement chagrin. Voilà mon rêve.

LE M.

Il ne faut point ajouter foi aux ſonges ; car auſſi j'ai rêvé cette nuit avoir abattu la fierté d'un très-haut & très-fier Capitaine, par un petit grain *d'Opium* que j'avois introduit ſubtilement dans une Pipe, ce qui n'a pas l'ombre du ſens commun.

L'OF.

Quelle heure eſt-il ?

LE M.

Il eſt onze heures & demie.

L'OF.

Diable ? J'ai donc dormi, à ce compte, près de 16 heures.

LE M.

Enfin le mal n'eſt rien puiſqu'il n'a eu aucune ſuite ; je vous conſeille de vous diſſiper.

FIN.

www.ingramcontent.com/pod-product-compliance
Ingram Content Group UK Ltd.
Pitfield, Milton Keynes, MK11 3LW, UK
UKHW020931180726
13838UKWH00002B/890

9 782329 379579